Dr Joseph LEBRETON
DE L'UNIVERSITÉ DE PARIS

# INÉGALITÉ DE DÉVELOPPEMENT
## CHEZ LES JUMEAUX



PARIS
**Jules ROUSSET**
1, rue Casimir-Delavigne
et 12, rue Monsieur-le-Prince
(anciennement 36, rue Serpente)

1903

Dr Joseph LEBRETON
DE L'UNIVERSITÉ DE PARIS

# INÉGALITÉ DE DÉVELOPPEMENT

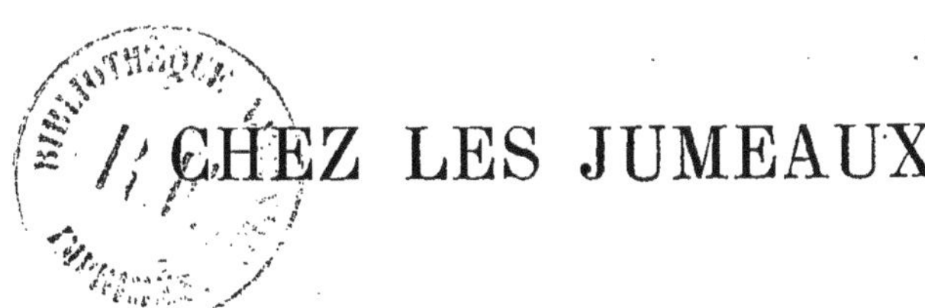

# CHEZ LES JUMEAUX

PARIS
Jules ROUSSET
1, rue Casimir-Delavigne
et 12, rue Monsieur-le-Prince
(anciennement 36, rue Serpente)

1903

A MES PARENTS

A MES AMIS

A MES MAITRES

DE L'ECOLE DE MÉDECINE DE CAEN

A MONSIEUR LE PROFESSEUR BRISSAUD

PROFESSEUR DE PATHOLOGIE INTERNE

MÉDECIN DE L'HÔTEL-DIEU

CHEVALIER DE LA LÉGION D'HONNEUR

A MONSIEUR LE DOCTEUR COMBY

MÉDECIN DE L'HÔPITAL DES ENFANTS MALADES

A MONSIEUR LE DOCTEUR ARROU

CHIRURGIEN DE L'HÔPITAL SAINT-ANTOINE

A MES MAITRES DE LA CLINIQUE BAUDELOCQUE

A MON MAITRE ET PRÉSIDENT DE THÈSE

MONSIEUR LE PROFESSEUR PINARD

Professeur de Clinique Obstétricale

Membre de l'Académie de Médecine

Chevalier de la Légion d'Honneur

# AVANT-PROPOS

Qu'il nous soit permis aujourd'hui d'offrir à ceux qui nous ont dirigé dans nos études le témoignage de notre vive reconnaissance. Nos remercîments s'adresseront tout d'abord à nos maîtres de l'école de Caen et principalement à MM. les professeurs Auvray, Barette et Gidon, qui guidèrent nos premiers pas dans la vie médicale; puis à nos maîtres dans les hôpitaux de Paris :

A Monsieur le professeur Brissaud qui, pendant un an, dans son service de l'Hôtel-Dieu, nous prodigua ses bons conseils.

A Monsieur le docteur Comby qui nous initia à cette médecine un peu spéciale qu'est la médecine des enfants.

A Monsieur le docteur Arrou à qui nous devons beaucoup malgré le temps trop court hélas! pendant lequel nous avons pu profiter de ses leçons.

Enfin c'est à notre maître et président de thése, Monsieur le professeur Pinard, que nous offrirons le témoignage de notre plus profonde gratitude ; il a su nous faire aimer l'obstétrique et nous conserverons toujours un excellent souvenir des deux années pendant lesquelles nous avons pu profiter de son enseignement.

Ce serait manquer à notre devoir que de passer sous silence nos jeunes maîtres de la clinique Baudelocque, quelques-uns à la fois maîtres et amis ; leurs bonnes leçons, tant en gynécologie qu'en obstétrique nous ont toujours été très utiles et eux aussi ont droit à une large part dans notre reconnaissance et nos souvenirs.

---

# INTRODUCTION

C'est un fait d'observation courante que dans un accouchement gémellaire, l'un des produits de conception est parfois notablement plus développé que l'autre. La constatation de ce fait, de même que les théories destinées à l'expliquer remontent à la plus haute antiquité : Hippocrate, Aristote l'avaient signalé.

Mauriceau dans son « *Traité des Maladies des Femmes grosses* » dit : « Il se voit aussi quelquefois que les jumeaux ne sont pas toujours de pareille grandeur, selon qu'ils ont plus ou moins de vigueur l'un que l'autre pour attirer à eux en plus grande abondance la meilleure partie de la nourriture commune.

Depaul dans sa 12e leçon de clinique obstétricale, dit ceci : « Il est vrai que les enfants qui naissent d'une grossesse gémellaire présentent quelquefois entre eux des différences de poids considérables ».

Dans Tarnier, on lit de même : « Les enfants présentent très souvent un développement inégal, et parfois il arrive que l'un d'eux meurt avant terme, se dessèche, se momifie et s'aplatit tandis que l'autre continue à se développer ».

Dans la thèse de Ganhal, sur la superfétation (p. 15), on voit : « Il est parfaitement exact que très souvent les enfants jumeaux présentent un développement sensiblement inégal, de sorte qu'il est assez commun d'observer entre les deux une différence de poids s'élevant par exemple à 200 ou 300 grammes. Dans un certain nombre de cas, cette différence peut même être beaucoup plus considérable ».

M. Auvard dans les « *Archives de Tocologie de 1883* », publie une statistique de 170 cas de grossesse gémellaire dans lesquels il mentionne la différence de poids entre les jumeaux, différence qui va quelquefois jusqu'à 1800 gr.

Monsieur le professeur Pinard, dans son article « Grossesse » du *Dictionnaire encyclopédique*, signale aussi le fait en ces termes : « Souvent le développement des fœtus est inégal ainsi que nous l'avons vu en traitant de la superfétation ». MM. Budin, *Revue internationale des sciences biologiques*; Maygrier, dans une observation rapportée dans le *Traité d'obstétrique et de gynécologie* de Budin; Daprey, dans la *Gazette des Hôpitaux de 1881*, p. 584, signalent des différences variant de 250 à 600 grammes entre deux jumeaux.

Si nous jetons maintenant nos regards sur les auteurs étrangers, nous verrons que eux aussi ont remarqué cette inégalité de poids. On lit dans Playfair, à la page 198 de son traité : « Il est d'observation courante que les jumeaux sont souvent inégalement développés à la naissance ».

Dans Barnes, *Traité d'obstétrique médicale et chirurgicale*,

p. 102 « en général, les fœtus ne sont pas de même grosseur ; quoique chacun des jumeaux soit ordinairement plus petit que le produit d'une grossesse simple, il se peut qu'ils atteignent tous les deux le volume de ce dernier ».

Dans Schroeder, *Traité d'accouchement* : « Très souvent les enfants présentent un développement inégal et souvent il arrive que l'un des fœtus meurt, tandis que l'autre continue à se développer ».

Dans Lusk, page 207, *La science et l'art des accouchements* : « Les jumeaux offrent souvent au moment de l'accouchement une remarquable disparité dans le volume et le développement ».

Dans Spiegelberg, *Handbuch der geburtshülfe*, de 1878, chapitre des grossesses gémellaires : « Une circonstance qui se trouve encore assez souvent, c'est le développement inégal des fœtus, l'on peut voir des différences assez grandes même dans les cas où le développement est normal.

Beaucoup d'autres encore qui ont assisté des femmes mettant au monde des jumeaux ont fait la même constatation : tous ont voulu rechercher la cause de cette inégalité de développement. Or, sur un pareil sujet, chacun pouvait donner libre cours à son imagination, le champ des hypothèses était immense et dedans pouvaient germer quantité de théories. Chacun a émis la sienne et nous aussi venons aujourd'hui vous proposer la nôtre.

# CHAPITRE PREMIER

Le développement inégal des jumeaux étant un fait reconnu par tous, nous allons maintenant passer en revue les diverses façons dont on l'a interprété et les théories émises pour expliquer cette inégalité. Les anciens n'en admettaient qu'une seule : la superfétation, c'est-à-dire la fécondation de deux ovules provenant de deux vésicules de de Graaf rompues à des intervalles pouvant varier de quelques jours à plusieurs mois.

Aristote *de Generatione animantium* Liv. IV, Chap. V, et Hippocrate *de Superfœtatione*, regardaient la superfétation comme un fait avéré et ne pouvant laisser aucun doute.

Ambroise Paré partage la même opinion quand il dit : « Quand la femme a deux ou trois ou plusieurs enfants et chacun d'iceux sont distincts et séparés ayant chacun leur arrière faix, il y a superfétation, mais s'ils sont trouvés enveloppés en un seul, ils ont été engendrés par une grande semence et non par superfétation. »

Jusqu'au milieu du siècle dernier, cette théorie a prévalu

Mauriceau, *Traité des maladies des femmes grosses*, admet la superfétation et lui accorde même une grande importance. On lit dans son ouvrage : « Mais s'il y a plusieurs enfants et qu'il y ait eu superfétation, ils seront pareillement séparés par les membranes ; néanmoins, ils n'auront pas leur délivre commun, mais chaque enfant aura le sien particulier, et ils ne seront pas aussi d'égale grandeur et d'autant que celui qui aura été fait par superfétation sera beaucoup plus petit et plus faible que celui qui aura été engendré le premier, qui à cause de sa vigueur aura pris pour lui la plus grande et la meilleure portion de la nourriture. »

Playfair admet lui aussi la superfétation et dit dans *l'Art des accouchements* : « Il est positif que la caduque réfléchie ne s'applique contre la caduque vraie que vers la 8e semaine de la grossesse ; donc jusqu'à ce moment il existe entre les membranes un espace libre où il est facile aux spermatozoaires de passer pour atteindre l'orifice ouvert de la trompe de Fallope dans laquelle un ovule nouvellement imprégné peut venir se loger. »

L'existence de cet « ovule nouvellement imprégné » nous semble maintenant sinon problématique, du moins extrêmement rare. On ne peut la nier, étant donné qu'il faut tenir compte de quelques autopsies de femmes mortes pendant la grossesse et chez lesquelles on a pu trouver un follicule de de Graaf arrivé à maturation.

Mais si l'on doit convenir de l'existence de ces faits, il n'en est pas moins vrai qu'ils sont tout à fait exceptionnels. Or les anciens accoucheurs considéraient au contraire la superfétation comme quelque chose d'absolument banal, et ce qui contribuait à ancrer cette idée dans leur esprit, c'est qu'ils prenaient pour des règles liées au phénomène de l'ovulation des pertes de sang plus ou moins abondantes, mais qui n'ont nullement le caractère des règles normales.

Jusque vers la moitié du siècle dernier, ce mot de superfétation est le seul employé. A ce moment, une distinction s'établit ; on admet toujours la possibilité de fécondation successive de deux ovules, mais on distingue les cas dans lesquels un intervalle assez court sépare les deux fécondations et ceux dans lesquels cet intervalle est plus long. La première de ces théories porte le nom de superfécondation : les deux produits de conception viennent de la même ovulation ; l'autre conserve le nom de superfétation : les deux produits de conception proviennent d'ovulations différentes.

De la Motte, Smellie, Baudelocque se montrent les adversaires de cette théorie de la superfétation qui, à partir de cette époque, va compter des adeptes de moins en moins nombreux.

La superfécondation au contraire trouve de sérieux défenseurs :

Kussmaul, Tarnier, Chantreuil et autres.

Dans le *Dictionnaire encyclopédique* M. le professeur Pinard dit ceci :

« Que la limite de la période ovulaire soit difficile pour ne pas dire impossible, à préciser, nous le reconnaissons ; qu'on l'estime à 15 jours ou 3 semaines au plus comme le fait Doléris (*Dictionnaire de médecine et de chirurgie pratiques*, article *Superfétation*) nous le voulons bien ; qu'on admette qu'elle ne dure que quelques jours, nous l'admettons encore, mais il n'en est pas moins vrai que les faits sérieusement observés viennent démontrer la justesse de l'idée contenue dans cette définition. »

On trouve cités dans tous les ouvrages classiques un certain nombre de faits qui ne laissent dans l'esprit aucun doute sur l'existence de la superfécondation : ce sont d'abord douze observations empruntées à l'espèce animale et rapportés par M. le professeur Pinard à l'article « *Grossesse* » du *Dictionnaire encyclopédique* ; ces observations ont trait à des juments saillies par un âne et un cheval à des intervalles variant de une demi heure à seize jours et qui mirent bas un mulet et un poulain ; puis dans le même article les cas de femmes ayant eu à peu d'heures d'intervalle des rapports avec un blanc et un nègre et accouchant de deux jumeaux : l'un blanc, l'autre mulâtre.

M. le Pr Pinard a vu dans son service de Lariboisière une femme accoucher de deux jumeaux l'un parfaitement sain du moins en apparence, l'autre manifestement syphilitique.

D'après les partisans de la superfécondation, l'inégalité de développement semble tenir au temps plus ou moins long qui s'écoule entre la fécondation de deux ovules résultant d'une même ponte : elle est liée à la différence d'âge entre les jumeaux, différence qui, d'après les auteurs, ne peut dépasser trois semaines.

Peut-être pourrait-on, dans certains cas, faire intervenir un autre facteur. Si dans les cas de grossesse simple les deux procréateurs sont de petite taille, on a généralement ce qu'on est convenu d'appeler un petit œuf. Supposons une femme petite ayant eu à peu d'intervalle des rapports avec deux hommes, l'un petit, l'autre grand ou de taille moyenne, on ne devra plus s'étonner de voir deux œufs inégalement développés.

Il nous semble que nous ayons suffisamment insisté sur la superfétation et la superfécondation, passons maintenant en revue les autres théories.

## CHAPITRE II.

---

C'est surtout dans la disposition et les rapports des œufs ou des éléments constitutifs de l'œuf que les auteurs contemporains ont recherché la cause de cette inégalité de développement. Il convient ici de distinguer deux catégories de grossesses gemellaires : une première dans laquelle les deux jumeaux ont chacun leur circulation propre et une seconde dans laquelle ils ont une circulation commune.

Dans un article de M. Porak publié dans la « *Médecine moderne* » d'octobre 1896 l'auteur dit ceci : « Le fait de la dépendance ou de l'indépendance de la circulation placentaire chez les jumeaux établit entre eux des différences très curieuses : les jumeaux à circulation indépendante se trouvent l'un à l'autre quant à leur développement et à leur poids respectifs dans une situation qui leur est créée par leur âge différent ; il est possible que le jumeau le plus jeune, surtout s'il est beaucoup moins âgé que son aîné, se trouve dans des conditions de développement défectueuses qui gênent son accroissement. »

Nous trouvons là, d'après M. Porak, outre l'infériorité créée par la différence d'âge un second facteur d'infériorité : la gêne occasionnée par la présence dans l'utérus d'un premier produit de conception qui comprime le second et entrave son développement.

Dans le même ordre d'idées, nous lisons dans le « *Précis d'Obstétrique* » de M. M. Ribemont-Dessaigne et Lepage : « M. Pinard a signalé une disposition particulière de la cloison dans certains cas où il y a deux placentas séparés. Au lieu de se trouver à peu près à égale distance des bords des deux placentas, la cloison empiète plus ou moins sur l'un deux ; les membranes de l'un des œufs viennent contracter des adhérences avec la face fœtale de l'autre placenta par suite du refoulement d'un œuf par l'autre ».

Dans ces deux cas, la cause de l'inégalité réside dans les rapports de contiguité qui existent entre les deux œufs.

Depaul (Leçons p. 206) invoque les altérations du placenta : « aujourd'hui que les dégénérescences fibreuses, graisseuses, fibro-graisseuses, etc. sont mieux connues, on sait reconnaître dans le délivre des plaques disséminées, des noyaux indurés, des cotylédons entiers qui n'ont pu servir à la nutrition du fœtus et ces maladies qui expliquent quelquefois sa mort font comprendre aussi les différences observées. »

M. le Pr Pinard (Article *Grossesse du Dictionnaire encyclopédique*) énonce la même proposition : « Est-ce que le le développement inégal des placentas ou une altération de l'un d'eux ne suffit pas pour expliquer une pareille inégalité ? »

Pour ce qui est des altérations du placenta, évidemment

cette cause de faiblesse de l'un des fœtus ne souffre aucune discussion ; quant au développement inégal des masses placentaires, nous avons pu voir d'après nos recherches que cette cause d'inégalité ne devait pas toujours être invoquée. Dans plusieurs cas nous avons trouvé le plus petit fœtus correspondant au plus gros placenta. (Se reporter au tableau concernant les placentas doubles : Observ. 1800 année 1893 ; 1404 et 2071 de 1896 ; 342 de 1898 ; 1713 et 2368 de 1900) M. Auvard (*Archives de Tocologie* de 1883) signale aussi une observation dans laquelle au placenta le plus petit correspond le fœtus le plus gros.

A la rigueur, ceci ne doit pas nous étonner outre mesure ; nous avons vu maintes fois à la clinique Baudelocque des cas de grossesse simple dans lesquels un enfant de 4000 grammes avait un placenta de 350 grammes, fait que M. le Pr Pinard signalait d'une façon humoristique en disant : « Il y avait de bonnes choses dans ce petit buffet. » A côté des lésions du placenta, on peut placer les anomalies du cordon : Longueur ou torsion exagérées, circulaires très serrés, nœuds. Ces diverses dispositions apportant un obstacle plus ou moins grand à la circulation fœto-placentaire, il est assez vraisemblable que le fœtus correspondant au cordon anormal présente un développement moindre.

Après le placenta et le cordon, la pathologie des membranes peut nous fournir une explication à l'inégalité de développement des jumeaux. « Si dans quelques cas, dit Cornet (*Thèse de Paris* 1896) les modifications pathologiques des membranes ont eu pour conséquence la mort et la dessiccation du fœtus, ne peut-on supposer que dans d'autres cas l'affection, au lieu d'amener cette issue fatale, se borne à déterminer une nutrition moins active et par conséquent un développement plus lent. »

Des brides amniotiques par exemple peuvent amener ce résultat soit en provoquant peu à peu un décollement de plus en plus étendu du placenta, soit en produisant une striction sans cesse croissante du cordon ; les résultats d'ailleurs sont identiquement les mêmes : suppression de plus en plus grande d'éléments nutritifs pour le fœtus aboutissant le plus souvent à sa mort.

Reste maintenant à étudier l'influence de la quantité de liquide.

Beaucoup de théories ont été proposées pour expliquer la pathogénie de l'hydramnios qui se rencontre fréquemment dans l'un des œufs d'une grossesse gémellaire. On peut en chercher la cause dans une maladie soit des procréateurs, soit du fœtus, soit de l'œuf et nous verrons en étudiant successivement chacune de ces théories les conclusions qu'on en peut tirer au point de vue de l'inégalité de développement des jumeaux.

Causes venant des procréateurs : On sait que dans les grossesses simples la syphilis est l'une des causes les plus fréquentes d'hydramnios. Pouvons-nous admettre que l'un des enfants naisse sain et l'autre syphilitique ? Evidemment, le fait n'est pas impossible puisque M. le Pr Pinard en a relevé une observation dans son service de Lariboisière ; néanmoins, il ne doit pas être très fréquent. Il faudrait dans ce cas deux placentas distincts, le plus gros correspondant au plus gros fœtus et à l'hydramnios et constituant ce que l'on est convenu d'appeler le « gros œuf. »

Causes venant du fœtus. Il convient de mettre à part les cas dans lesquels les deux fœtus ont une circulation indépendante et ceux dans lesquels la circulation est commune. Dans le premier cas rentre une cause signalée par Nieberding et rapportée par Eleuterescu (Thèse de Paris 1896) : c'est le rétrécissement du trou de Botal. Dans le second, rentre la transfusion aboutissant à la fatigue du cœur et à l'asystolie chez le fœtus transfusé. « Lorsqu'il y a communication, dit M. Porak dans son article *La lutte pour l'existence chez les jumeaux.* (*Médecine moderne octobre 1896*) les deux jumeaux possèdent chacun une circulation qui leur est propre et une circulation commune, troisième circulation qui va du cœur de l'un des jumeaux au cœur de l'autre..... Il y a un jumeau transfuseur et un jumeau transfusé... Toutefois, l'existence de cette communauté circulatoire tend à mettre les jumeaux sous la dépendance l'un de l'autre. Le fœtus transfusé recevant plus de sang hématosé que le fœtus transfuseur commence tout d'abord à profiter de ces conditions de nutrition meilleures. » Bientôt, toutefois, il va présenter de la pléthore, de la stase veineuse, de l'augmentation de tension artérielle. Le cœur ayant à fournir un surcroît de travail s'hypertrophie, mais parfois il se fatigue et se laisse dilater: la phase asystolique va commencer avec son cortège de symptômes habituels : augmentation de volume du foie, de la rate, épanchement dans les séreuses, œdème généralisé. Hydramnios.

Si le cœur hypertropié peut faire face à sa tâche sans se laisser distendre, la direction du courant sanguin est renversée : le transfusé devient transfuseur. Habituellement, le jumeau transfusé sera plus long, plus gros, plus lourd, mais il est à remarquer qu'il est né moins armé pour la lutte et qu'il augmentera moins de poids que le jumeau le plus faible.

Il est des cas, rares d'ailleurs, dans lesquels les vaisseaux du deuxième fœtus ne vont pas jusqu'au placenta ; ils ne sont alors qu'une bifurcation des vaisseaux du premier. Une inégalité ne doit pas tarder à se manifester entre les jumeaux, inégalité qui ira sans cesse croissante jusqu'à ce que l'un des fœtus passe à l'état de parasite et la plupart du temps succombe. Le vainqueur continue à se développer et si l'accouchement ne se fait qu'un certain temps plus tard, on trouve le fœtus mort aplati dans les membranes, momifié, passé à l'état de ce que M. Porak a appelé le « *fœtus papyraceus* ».

M. Porak, dans son article, conclut ainsi : « L'indépendance des circulations placentaires qui constitue pour les jumeaux leur individualisme favorise leur viabilité et leur développement, la communauté des circulations placentaires qui crée la dépendance de l'un des jumeaux relativement à l'autre compromet leur viabilité d'abord, et ensuite le développement de l'un d'eux dans sa longueur, dans son poids, dans sa constitution ».

Causes venant de l'œuf. On les trouve dans les anomalies du cordon amenant une stase dans la veine ombilicale : développement exagéré des valvules, compression de la veine ombilicale ; dans certaines maladies du placenta : œdème, dégénérescence. Dans ces cas le fœtus correspondant à l'œuf qui présente une quantité de liquide exagérée est le plus petit.

On trouve aussi dans la thèse d'Eleuterescu un passage

emprunté à Kustner donnant de la pathogénie de l'hydramnios une autre explication : « La gêne dans la circulation de l'un des fœtus est due au siège de l'insertion du cordon, car lorsqu'un des cordons s'insère vélamenteusement, les vaisseaux de ce cordon offriront une résistance plus considérable au passage du sang que ceux du cordon qui s'insère sur le placenta. Dans ces conditions, et à cœur de force égale, lorsque des communications vasculaires plus ou moins larges existent, le cœur du fœtus à insertion placentaire lancera le sang plus loin dans le placenta et plus facilement, d'où [développement plus considérable de cet embryon ».

Nous n'avons pas la prétention d'avoir passé en revue tout ce qui a été fait sur la question : les théories abondent... et, malgré tout, bien des points restent obscurs. Qu'on veuille bien nous permettre à nous aussi de proposer à ce problème qu'on a cherché de tout temps, une solution nouvelle, trop heureux si le fruit de nos recherches peut jeter encore un peu de lumière sur le sujet.

---

## CHAPITRE III

Frappé de ce fait que dans certains cas d'accouchement gémellaire, l'insertion vélamenteuse d'un des cordons, coïncidait avec le développement moindre du jumeau correspondant, M. le P[r] Pinard se demanda si l'on ne pourrait pas trouver dans ce mode d'insertion une nouvelle cause d'inégalité ; puis, élargissant un peu le champ de la question, si l'on ne pourrait pas attribuer aux insertions marginales et en raquette, des propriétés analogues, quoique moins meurtrières.

M. le P[r] Pinard a bien voulu nous charger d'étudier le sujet et c'est le résultat de nos recherches que nous venons vous présenter aujourd'hui.

Nous avons dépouillé toutes les observations d'accouchements gémellaires, qui ont eu lieu à la clinique Baudelocque, de janvier 1890 à août 1903 ; elles nous ont fourni un total de 334. Malheureusement, toutes n'ont pu être utilisées : 65 d'entre elles sont incomplètes et ne figurent pas dans nos tableaux. Restent donc 269 cas. Nous les avons divisés en deux catégories : placentas doubles et placentas uniques, les premiers au nombre de 139, les seconds de 130.

Nos tableaux sont classés par années, et pour chaque cas figurent : le numéro de l'accouchement, le terme, le sexe et le poids du 1er enfant, le sexe et le poids du 2e, l'insertion du 1er cordon, l'insertion du 2e cordon, la quantité de liquide du 1er œuf, la quantité de liquide du 2e, enfin les particularités intéressantes à signaler.

Si l'on établit une moyenne des différences de poids entre les jumeaux dans les cas de placenta double et de placenta unique, on trouve pour la 1re catégorie 287 grammes, et pour la seconde 343 grammes. Nous sommes donc pleinement de l'avis de M. Porak, à savoir que l'indépendance des circulations placentaires est la condition la plus favorable au développement des jumeaux.

Voyons maintenant dans les cas de *placenta double* les résultats que nous fournit l'étude de ce que nous allons appeler les insertions vicieuses du cordon.

Dans six cas nous avons trouvé pour un des placentas, une *insertion vélamenteuse* avec une autre normale. (Voir observations 584 de 1892, 1124 de 1895, 2071 de 1896, 2186 de 1897, 233 de 1899, 425 de 1902).

Dans quatre d'entre eux, le fœtus correspondant à l'insertion vicieuse est le plus gros, cependant il est bon de dire que, parmi ces quatre, deux offrent des particularités intéressantes :

Dans l'observation 1124 de 1895, le placenta dont le cordon présente une insertion vélamenteuse, est plus volumineux que l'autre et nous avons vu que, règle générale, les fœtus sont entre eux comme les placentas.

# PLACENTAS DOUBLES

| NUMÉROS | TERME | SEXE ET POIDS du PREMIER | SEXE ET POIDS du DEUXIÈME | INSERTION du 1er CORDON | INSERTION du 2e CORDON | QUANTITÉ de Liquide du 1er | QUANTITÉ de Liquide du 2e | DIFFÉRENCE DE POIDS | OBSERVATIONS |
|---|---|---|---|---|---|---|---|---|---|
| | | | | **Année 1890** | | | | | |
| 4 | 8 m. 1/2 | F. 2260 | F. 2470 mort-né | centrale | marginale | abondante | abondante | 210 gr. | |
| 269 | 7 m. | F. 1640 | F. 2150 | en raquette | centrale | ? | ? | 510 | |
| 369 | 7 m. 1/2 | F. 2700 | G. 2330 | en raquette | en raquette | normale | normale | 370 | |
| 431 | 8 m. 1/2 | G. 2590 | G. 2090 | centrale | marginale | id. | id. | 500 | |
| 483 | à terme | G. 2430 | G. 2570 | centrale | centrale | id. | id. | 140 | |
| 929 | 8 m. 1/2 | G. 2100 | F. 2150 | centrale | centrale | ? | ? | 50 | |
| 1015 | 8 m. 1/2 | F. 2830 | G. 2520 | centrale | centrale | normale | normale | 310 | |
| 1046 | 7 m. 1/2 | F. 1860 | F. 2430 | excentrique | excentrique | id. | id. | 570 | |
| | | | | **Année 1891** | | | | | |
| 80 | 8 m. 1/2 | G. 2820 | G. 2450 | centrale | centrale | normale | très abondante | 370 gr. | Différence de coloration, le 2e plus pâle. |
| 261 | 8 m. 1/2 | G. 2870 | F. 2770 | marginale | marginale | id. | normale | 100 | |
| 329 | à terme | G. 2820 | G. 2470 | près du bord | près du bord | id. | id. | 350 | Albuminurie. |
| 468 | 8 m. | F. 2300 | F. 1980 | marginale | centrale | id. | id. | 320 | Albuminurie. |
| 517 | 7 m. | G. 1590 | F. 1310 | centrale | marginale | id. | id. | 280 | |
| 547 | 7 m. | F. 1890 | F. 1920 | marginale | centrale | abondante | abondante | 30 | |
| 587 | à terme | F. 3140 | F. 3000 | près du bord | près du bord | normale | normale | 140 | |
| 655 | 8 m. | G. 2500 | G. 2150 | marginale | centrale | id. | id. | 350 | |
| 791 | 8 m. | G. 1610 | G. 1810 | centrale | centrale | abondante | abondante | 200 | |



| NUMÉROS | TERME | SEXE ET POIDS du PREMIER | SEXE ET POIDS du DEUXIÈME | INSERTION du 1er CORDON | INSERTION du 2e CORDON | QUANTITÉ de Liquide du 1er | QUANTITÉ de Liquide du 2e | DIFFÉRENCE DE POIDS | OBSERVATIONS |
|---|---|---|---|---|---|---|---|---|---|
| 989 | 8 m. | G. 2450 | G. 2220 | en raquette | centrale | normale | normale | 230 | Coloration plus pâle du 2e placenta. |
| 1450 | 7 m. 1/2 | F. 1650 | G. 1730 | près du bord | centrale | id. | id. | 100 | |
| 1460 | à terme | F. 2250 | F. 2500 | centrale | centrale | id. | id. | 250 | |
| | | | | **Année 1892** | | | | | |
| 306 | 7 m. 1/2 | F. 2040 | G. 1840 | centrale | centrale | normale | normale | 200 gr. | Albuminurie. |
| 347 | à terme | F. 2870 | G. 2430 | excentrique | excentrique | id. | id. | 440 | Albuminurie. |
| 584 | 8me m. | G. 2400 | G. 2120 | vélamenteuse | en raquette | id. | id. | 280 | |
| 1109 | 7 m. | F. 1410 | F. 1380 | marginale | marginale | id. | id. | 30 | |
| 1213 | à terme | F. 2010 | G. 1720 | latérale | centrale | id. | id. | 290 | Le placenta du 2e présente de nombreux foyers hémorrhagiques anciens. |
| 1736 | 8 m. | G. 1850 | G. 1600 | centrale | excentrique | id. | id. | 250 | |
| | | | | **Année 1893** | | | | | |
| 48 | 8 m. 1/2 | F. 2830 | F. 2790 | excentrique | excentrique | abondante | abondante | 40 gr. | |
| 404 | 8 m. 1/2 | F. 2260 | F. 2160 | centrale | centrale | normale | normale | 100 | |
| 690 | 8 m. | G. 2050 | G. 1850 | centrale | centrale | id. | id. | 200 | |
| 1102 | à terme | F. 2940 | G. 2800 | centrale | centrale | id. | id. | 140 | |
| 1320 | 8 m. | F. 2370 | G. 2620 | centrale | centrale | id. | id. | 250 | |
| 1343 | 8me m. | F. 2220 | G. 2190 | centrale | marginale | id. | id. | 30 | Le 1er placenta pèse 470 ; le 2e 370. |
| 1383 | 8 m. | G. 3700 | G. 2640 | marginale | marginale | id. | id. | 1060 | |
| 1649 | 7 m. | G. 1440 | G. 1680 | marginale | centrale | id. | id. | 240 | |
| 1800 | 7me m. | F. 1630 | G. 1950 | centrale | centrale | id. | id. | 320 | 1er placenta, 400 gr. ; 2e, 390. |
| | | | | **Année 1894** | | | | | |
| 153 | 7 m. | G. 1510 | G. 1570 | centrale | centrale | normale | normale | 60 gr. | |
| 415 | à terme | F. 2830 | F. 2080 | centrale | marginale | id. | id. | 750 | Poids du 1er placenta, 420 ; poids du 2e, 240. |
| 1051 | ? | G. 2750 | G. 2910 | excentrique | excentrique | id. | id. | 160 | |
| 1221 | 8 m. 1/2 | G. 2800 | F. 2850 | excentrique | excentrique | id. | id. | 50 | |
| 1232 | 8me m. | F. 2450 | F. 2720 | centrale | excentrique | id. | id. | 270 | |

## Placentas doubles (*Suite*)



| NUMÉROS | TERME | SEXE ET POIDS du PREMIER | SEXE ET POIDS du DEUXIÈME | INSERTION du 1er CORDON | INSERTION du 2e CORDON | QUANTITÉ de Liquide du 1er | QUANTITÉ de Liquide du 2e | DIFFÉRENCE DE POIDS | OBSERVATIONS |
|---|---|---|---|---|---|---|---|---|---|
| | | | | **Année 1894** (*Suite*) | | | | | |
| 1342 | 8 m. | G. 2650 | G. 2880 | excentrique | centrale | id. | normale | 230 | |
| 1439 | 8 m. 1/2 | G. 3500 | G. 2850 | excentrique | centrale | abondante | abondante | 650 | Poids du 1er placenta, 650; du 2e, 400. |
| 1446 | 8 m. | F. 2230 | F. 2330 | centrale | marginale | normale | normale | 100 | |
| 1510 | ? | G. 1980 | F. 1850 | centrale | centrale | id. | id. | 130 | |
| 1978 | 8 m. | F. 2700 | F. 2850 | marginale | excentrique | ? | id. | 150 | |
| 2013 | ? | F. 2850 | F. 1980 | excentrique | excentrique | normale | id. | 870 | Albuminurie. |
| 2080 | 7 m. | G. 1660 | G. 1490 | excentrique | excentrique | ? | ? | 170 | |
| | | | | **Année 1895** | | | | | |
| 495 | 8 m. | G. 2320 | G. 2620 | marginale | excentrique | normale | normale | 300 gr. | |
| 1124 | Près du terme | F. 2600 | F. 2250 | vélamenteuse | excentrique | id. | id. | 350 | Poids du 1er placenta, 730; du 2e, 720. |
| 1161 | 7 m. | F. 1020 | F. 950 | excentrique | excentrique | id. | id. | 70 | |
| 1378 | ? | G. 1980 | G. 2450 | excentrique | excentrique | id. | id. | 470 | |
| 1624 | 8 m. | G. 1070 | G. 1215 | centrale | excentrique | id. | id. | 145 | |
| 1816 | 7 m. | G. 2340 | G. 2510 | excentrique | excentrique | id. | id. | 170 | |
| | | | | **Année 1896** | | | | | |
| 47 | 8me m. | G. 2360 | G. 2410 | vélamenteuse | vélamenteuse | normale | normale | 50 gr. | |
| 62 | 8 m. | G. 2580 | F. 2960 | centrale | centrale | id. | id. | 380 | |
| 376 | 9me m. | F. 2480 | F. 3300 | excentrique | excentrique | id. | id. | 820 | |
| 736 | 8 m. | G. 2250 | F. 2200 | excentrique | excentrique | très abondante | très abondante | 50 | |



| NUMÉROS | TERME | SEXE ET POIDS du PREMIER | SEXE ET POIDS du DEUXIÈME | INSERTION du 1er CORDON | INSERTION du 2e CORDON | QUANTITÉ de Liquide du 1er | QUANTITÉ de Liquide du 2e | DIFFÉRENCE DE POIDS | OBSERVATIONS |
|---|---|---|---|---|---|---|---|---|---|
| 794 | à terme | F. 2350 | G. 2450 | excentrique | excentrique | normale | normale | 100 | |
| 806 | 7 m. | G. 1500 | F. 1320 | centrale. | excentrique | id. | id. | 180 | |
| 809 | 8me m. | F. 2150 | F. 2250 | centrale | excentrique | id. | id. | 100 | |
| 1026 | 8 m. | F. 2190 | G. 2240 | excentrique | excentripue | ? | id. | 50 | |
| 1185 | 9me m. | F. 2770 | G. 2320 | excentrique | excentrique | normale | normale | 450 | |
| 1290 | 8me m. | G. 2400 | G. 2730 | excentrique | excentrique | id. | très abondante | 330 | |
| 1404 | 9me m. | G. 2720 | G. 3000 | excentrique | excentrique | id. | normale | 280 | Deux œufs distincts : 1er placenta, 610 ; 2e, 380. |
| 1434 | 7me m. | G. 1805 | G. 2330 | marginale | marginale | id. | id. | 525 | |
| 1486 | 8 m. | G. 2170 | F. 2310 | excentrique | excentrique | id. | id. | 140 | |
| 1492 | Près du terme | G. 2310 | G. 2350 | excentrique | excentrique | id. | id. | 40 | |
| 1598 | à terme | G. 2905 | G. 3615 | centrale | centrale | id. | id. | 710 | |
| 1671 | à terme | G. 2800 | F. 2800 | excentrique | excentrique | id. | id. | » | |
| 1861 | 8me m. | F. 2490 | G. 2550 | excentrique | centrale | id. | id. | 60 | |
| 2071 | 9me m. | F. 1530 | ? m. et macéré 600 | vélamenteuse | excentrique | id. | id. | 930 | 1er placenta, 350; 2e, 400. |
| 2130 | 9me m. | G. 3150 | G. 2850 | centrale | centrale | id. | id. | 300 | |
| | | | | **Année 1897** | | | | | |
| 41 | 9me m. | F. 2200 | G. 1850 | excentrique | excentrique | normale | abondante | 250 gr. | |
| 269 | près du terme | F. 2300 | F. 2400 | centrale | centrale | id. | normale | 100 | |
| 355 | à terme | G. 2180 | F. 1950 | tr. excentrique | centrale | id. | id. | 230 | |
| 1236 | 9me m. | G. 2470 | F. 2130 | excentrique | excentrique | id. | id. | 340 | |
| 1594 | à terme | F. 2050 | F. 2300 | marginale | marginale | id. | id. | 250 | |
| 2024 | à terme | G. 3180 | G. 2570 | excentrique | excentrique | ? | ? | 610 | |
| 2186 | 9me m. | F. 2770 | F. 2450 | vélamenteuse | excentrique | normale | normale | 320 | |
| | | | | **Année 1898** | | | | | |
| 108 | 9me m. | F. 2670 | G. 2620 | excentrique | excentrique | ? | ? | 50 gr. | |
| 342 | à terme | G. 3600 | G. 2980 | excentrique | excentrique | normale | normale | 620 | 1er placenta 520; 2e 560. |
| 575 | 9me m. | F. 1940 | F. 2320 | centrale | excentrique | ? | ? | 380 | |
| 1273 | 9me m. | G. 3280 | F. 2930 | en raquette | excentrique | normale | normale | 350 | |

## Placentas doubles (*Suite*)



| NUMÉROS | TERME | SEXE ET POIDS du PREMIER | SEXE ET POIDS du DEUXIÈME | INSERTION du 1er CORDON | INSERTION du 2e CORDON | QUANTITÉ de Liquide du 1er | QUANTITÉ de Liquide du 2e | DIFFÉRENCE DE POIDS | OBSERVATIONS |
|---|---|---|---|---|---|---|---|---|---|
| | | | | **Année 1898** (*Suite*) | | | | | |
| 1581 | 9me m. | F. 2750 | G. 3350 | excentrique | excentrique | normale | normale | 600 gr. | |
| 1612 | 9me m. | F. 2540 | F. 2540 | excentrique | excentrique | id. | id. | » | |
| 1653 | 9me m. | G. 3640 | G. 3640 | excentrique | excentrique | id. | id. | » | |
| 1740 | à terme | G. 3050 | G. 3630 | excentrique | excentrique | id. | id. | 580 | |
| 2169 | 9me m. | G. 2230 | F. 2370 | excentrique | pr. centrale | id. | id. | 140 | Deux œufs absolument distincts. 1er placenta, 805; 2e 335. |
| 2282 | à terme | G. 2720 | F. 1810 | excentrique | excentrique | id. | id. | 910 | |
| | | | | **Année 1899** | | | | | |
| 78 | 7me m. | G. 1750 | G. 1850 | excentrique | excentrique | normale | normale | 100 gr. | |
| 145 | à terme | G. 2570 | G. 2900 | excentrique | excentrique | id. | id. | 330 | |
| 233 | 8me m. | G. 1680 | G. 1450 | pr. centrale | vélamenteuse | id. | id. | 230 | |
| 290 | 8 m. | G. 2630 | G. 3050 | pr. centrale | excentrique | id. | id. | 420 | |
| 300 | 8 m. | G. 2250 | G. 2220 | pr. centrale | près du bord | id. | id. | 30 | |
| 986 | ? | F. 2220 | F. 2770 | centrale | excentrique | id. | id. | 550 | 1er placenta 335; 2e 495. |
| 1255 | 9me m. | F. 1800 | F. 2500 | excentrique | pr. centrale | id. | id. | 700 | |
| 1291 | à terme | F. 2820 | F. 2470 | excentrique | pr. centrale | id. | id. | 350 | |
| 1363 | à terme | G. 2880 | G. 2820 | excentrique | pr. centrale | id. | id. | 60 | |
| 1382 | 8me m. | F. 1370 | G. 1280 | excentrique | pr. centrale | id. | id. | 90 | |
| 1640 | 9me m. | F. 2320 | F. 3020 | pr. centrale | excentrique | id. | id. | 700 | |
| 2167 | 9me m. | G. 1990 | G. 1860 | excentrique | excentrique | id. | id. | 130 | |
| 2414 | 9me m. | G. 1750 | F. 1400 | excentrique | excentrique | normale | normale | 350 gr. | |
| 2460 | à terme | F. 2220 | F. 2220 | excentrique | excentrique | id. | id. | » | |
| 2490 | 9me m. | F. 2520 | G. 2500 | excentrique | excentrique | id. | id. | 20 | |
| | | | | **Année 1900** | | | | | |
| 141 | 9me m. | F. 2940 | F. 2710 | excentrique | excentrique | id. | normale | 230 gr. | |
| 355 | 7me m. | F. 1740 | G. 1940 | centrale | centrale | ? | id. | 200 | |
| 620 | 8me m. | G. 2240 | F. 1880 | excentrique | excentrique | 1500 gr. | id. | 360 | |
| 712 | à terme | G. 2750 | F. 3060 | excentrique | excentrique | normale | id. | 310 | |
| 758 | à terme | F. 2600 | G. 2540 | en raquette | excentrique | id. | id. | 60 | |
| 1226 | 9me m. | F. 2000 | F. 2650 | excentrique | excentrique | ? | ? | 650 | |
| 1279 | 9me m. | F. 2830 | F. 2110 | pr. centrale | pr. centrale | normale | normale | 720 | |
| 1443 | 9me m. | F. 2280 | F. 3000 | centrale | centrale | id. | id. | 720 | |
| 1536 | à terme | G. 3570 | F. 3420 | excentrique | excentrique | id. | id. | 150 | |
| 1574 | 9me m. | G. 2210 | G. 2060 | excentrique | excentrique | id. | id. | 150 | |
| 1713 | 7me m. | F. 1300 | F. 1250 | en raquette | centrale | id. | id. | 50 | 1er placenta 370; 2e 430. |
| 2089 | à terme | G. 2840 | F. 2630 | excentrique | excentrique | id. | id. | 210 | |
| 2368 | 9me m. | G. 2700 | F. 3150 | excentrique | excentrique | id. | id. | 450 | 1er placenta, 470 gr.; 2e, 420. |
| 2425 | à terme | G. 2520 | G. 2700 | presque centrale | excentrique | id. | id. | 180 | 1er placenta, 450 gr.; 2e, 530. |
| | | | | **Année 1901** | | | | | |
| 25 | 8 m. | G. 1800 | G. 2200 | en raquette | centrale | ? | normale | 400 gr. | 1er placenta, 360 gr.; 2e, 440. |
| 263 | 9me m. | F. 3500 | F. 3400 | centrale | centrale | 1500 gr. | id. | 100 | |
| 506 | à terme | G. 3480 | G. 2800 | centrale | centrale | normale | id. | 680 | |
| 611 | 6me m. | F. 1050 | G. 1100 | centrale | excentrique | id. | id. | 50 | |
| 781 | 9me m. | G. 2670 | G. 2130 | excentrique | excentrique | id. | id. | 540 | |
| 1614 | 7 m. | G. 1500 | G. 1700 | marginale | marginale | id. | id. | 200 | |
| 1741 | 8 m. 1/2 | F. 2620 | F. 2650 | excentrique | excentrique | id. | id. | 30 | |

### Placentas doubles (*Suite*)

| NUMÉROS | TERME | SEXE ET POIDS du PREMIER | SEXE ET POIDS du DEUXIÈME | INSERTION du 1er CORDON | INSERTION du 2e CORDON | QUANTITÉ de Liquide du 1er | QUANTITÉ de Liquide du 2e | DIFFÉRENCE DE POIDS | OBSERVATIONS |
|---|---|---|---|---|---|---|---|---|---|
| | | | | **Année 1902** | | | | | |
| 34 | 9me m. | F. 2780 | G. 2570 | excentrique | excentrique | normale | normale | 210 gr. | |
| 425 | 8me m. | G. 2300 | F. 2600 | vélamenteuse | marginale | id. | id. | 300 | |
| 506 | 8me m. | G. 2350 | F. 2250 | excentrique | excentrique | id. | id. | 100 | |
| 792 | 8 m. | G. 3050 | G. 3040 | centrale | excentrique | id. | id. | 10 | |
| 965 | 9me m. | G. 2130 | F. 2230 | excentrique | excentrique | id. | id. | 100 | |
| 1453 | 8me m. | G. 1720 | F. 2500 | marginale | centrale | id. | id. | 780 | |
| 1478 | 9me m. | G. 2930 | F. 2620 | centrale | centrale | id. | id. | 310 | |
| 1529 | à terme | G. 2800 | G. 3450 | excentrique | excentrique | id. | id. | 650 | |
| | | | | **Année 1903** | | | | | |
| 636 | 7 m. 1/2 | G. 1850 | G. 1870 | vélamenteuse | vélamenteuse | normale | normale | 20 gr. | |
| 654 | 9me m. | F. 2620 | G. 3300 | excentrique | presque centrale | id. | id. | 680 | 1er placenta, 410 gr.; 2e, 490. |
| 813 | 8me m. | F. 2620 | G. 2870 | excentrique | excentrique | id. | id. | 250 | |
| 1124 | 9me m. | G. 2200 | G. 2040 | presque centrale | excentrique | id. | id. | 160 | |
| 1145 | à terme | F. 2930 | G. 3400 | centrale | centrale | id. | id. | 470 | |



# PLACENTAS UNIQUES

| | | | | | | | | | |
|---|---|---|---|---|---|---|---|---|---|
| | | | | **Année 1890** | | | | | |
| 438 | ? | F. 2960 | G. 2730 | centrale | centrale | normale | normale | 210 gr. | |
| 860 | 7 m. | G. 1580 | F. 1650 | excentrique | excentrique | id. | très abondante | 70 | |
| 880 | 8 m. | G. 2000 | ? 320 m. et macéré | en raquette | vélamenteuse | id. | normale | 1680.. | Plusieurs circulaires très serrés autour du cou. La partie du placenta correspondant au 2e fœtus est sclérosée et atrophiée. |
| 938 | 8 m. | G. 1570 | G. 1390 | latérale | latérale | id. | id. | 180 | |
| 1201 | 8 m. 1/2 | G. 2680 | G. 1880 | en raquette | en raquette | id. | id. | 800 | Le 2e cordon est très grêle. |
| | | | | **Année 1891** | | | | | |
| 150 | 7 m. | F. 1350 | F. 1040 | centrale | vélamenteuse | id. | id. | 310 gr. | |
| 520 | 7 m. 1/2 | F 1630 | G. 2090 | près du bord | près du bord | id. | id. | 460 | Le 2e enfant est mort le lendemain de sa naissance. |
| 634 | 7 m. | F. 1390 | F. 1790 | excentrique | excentrique | id. | id. | 400 | |
| 693 | 8 m. | F. 2700 | F. 2360 | marginale | marginale | id. | id. | 40 | |
| 901 | 8 m. | G. 2330 | G. 2530 | marginale | marginale | id. | id. | 200 | |
| 960 | à terme | F. 3000 | G. 2520 | centrale | centrale | id. | id. | 480 | 2e cordon grêle. |
| 1009 | à terme | G. 2980 | F. 2695 | centrale | marginale | id. | id. | 285 | |
| 1122 | ? | G. 3220 | F. 2330 | centrale | centrale | id. | id. | 890 | 2e cordon grêle. |
| 1123 | à terme | F. 2030 | F. 2350 | centrale | centrale | id. | id. | 320 | |
| 1530 | ? | G. 1030 | F. 1130 | centrale | centrale | id. | id. | 100 | |
| | | | | **Année 1892** | | | | | |
| 205 | à terme | G. 2400 | F. 2350 | près du bord | près du bord | id. | id. | 50 gr. | |
| 220 | à terme | F. 2550 | F. 2000 | excentrique | vélamenteuse | id. | id. | 550 | |
| 440 | à terme | G. 2720 | G. 2520 | excentrique | excentrique | id. | id. | 200 | |
| 475 | 9me m. | F. 1930 | F. 2250 | marginale | centrale | id. | abondante | 320 | |
| 484 | 8 m. 1/2 | F. 1730 | G. 1230 | excentrique | excentrique | id. | normale | 500 | |
| 671 | 9me m. | F. 1900 | F. 2190 | excentrique | centrale | id. | id. | 290 | |

## Placentas uniques (*Suite*)

| NUMÉROS | TERME | SEXE ET POIDS du PREMIER | SEXE ET POIDS du DEUXIÈME | INSERTION du 1er CORDON | INSERTION du 2e CORDON | QUANTITÉ de Liquide du 1er | QUANTITÉ de Liquide du 2e | DIFFÉRENCE DE POIDS | OBSERVATIONS |
|---|---|---|---|---|---|---|---|---|---|
| **Année 1892** (*Suite*) | | | | | | | | | |
| 1260 | 9me m. | F. 2250 | F. 3000 | marginale | centrale | id. | id. | 750 | |
| 1272 | 9me m. | F. 2250 | G. 1850 | excentrique | excentrique | id. | id. | 400 | |
| 1431 | 8 m. | G. 2220 | G. 1930 | excentrique | excentrique | id. | id. | 290 | |
| 1592 | 8 m. | F. 2020 | F. 2110 | sur le bord | sur le bord | id. | id. | 90 | |
| **Année 1893** | | | | | | | | | |
| 50 | 8 m. 1/2 | G. 1100 | G. 1350 | marginale | excentrique | id. | très abondante | 250 gr. | |
| 377 | à terme | F. 2430 | G. 2650 | centrale | centrale | id. | normale | 220 | |
| 657 | 8 m. 1/2 | G. 2350 | G. 1900 | centrale | marginale | id. | id. | 450 | Placenta injecté. Communication. |
| 748 | à terme | F. 2600 | G. 3050 | centrale | marginale | id. | id. | 450 | Placenta injecté. Pas de communication. |
| 1226 | 7 m. | G. 1840 | F. 1570 | excentrique | excentrique | id. | id. | 170 | |
| 1454 | 7 m. | G. 1100 m.n. | F. 500 (mort-né) | centrale | marginale | id. | id. | 600 | |
| 1630 | 9me m. | G. 2350 | G. 2160 | excentrique | excentrique | id. | id. | 190 | |
| **Année 1894** | | | | | | | | | |
| 45 | ? | F. 1960 | F. 2760 | marginale | marginale | id. | abondante | 800 gr. | Communication entre les deux circulation. |
| 714 | 7me m. | G. 1580 | G. 1650 | près du bord | près du bord | ? | normale | 70 | |
| 727 | 8 m. 1/2 | G. 2840 | F. 2300 | centrale | centrale | ? | id. | 540 | |
| 1002 | ? | F. 1000 | G. 1170 | excentrique | excentrique | normale | normale | 170 | |
| 2096 | à terme | F. 2700 | F. 2730 | marginale | excentrique | id. | id. | 30 | |
| **Année 1895** | | | | | | | | | |
| 38 | 6 m. | F. 1060 | F. 1200 | excentrique | excentrique | normale | 1500 gr. | 140 gr. | |
| 126 | 8 m. 1/2 | F. 2480 | F. 2150 | marginale. | excentrique | id. | normale | 330 | Coloration différente des deux territoires placentaires. |
| 582 | à terme | F. 2720 | F. 2050 | centrale | centrale | id. | id. | 670 | Le 2e enfant est mort le 2e jour. |
| 713 | 8 m. 1/2 | G. 2250 | G. 2095 | près de la cloison | marginale | id. | id. | 155 | |
| 850 | à terme | G. 2180 | G. 2330 | excentrique | excentrique | id. | id. | 150 | |
| 856 | à terme | F. 2380 | F. 1810 | excentrique | excentrique | id. | id. | 570 | Circulation commune. |
| 909 | 8 m. | G. 2230 | G. 2000 | excentrique | excentrique | id. | id. | 230 | |
| 1079 | 8me m. | F. 1720 | F. 1570 | excentrique | excentrique | id. | id. | 150 | |
| 1269 | 8 m. 1/2 | F. 2400 | F. 2500 | vélamenteuse | excentrique | id. | id. | 100 | |
| 1341 | 9me m. | G. 2900 | G. 2850 | excentrique | excentrique | id. | id. | 50 | |
| 1735 | 9me m. | F. 3230 | ? 1370 m. et m. | marginale | vélamenteuse | id. | abondante | 1860 | |
| 1747 | 9me m. | F. 2800 mac. | F. 2620 mac. | vélamenteuse | excentrique | id. | normale | 180 | |
| **Année 1896** | | | | | | | | | |
| 71 | ? | F. 2300 | G. 2870 | excentrique | excentrique | normale | normale | 570 gr. | |
| 82 | 9me m. | G. 1980 | G. 2580 | vélamenteuse | excentrique | id. | id. | 600 | |
| 219 | près du terme | F. 2520 | F. 2100 | excentrique | excentrique | id. | id. | 420 | |
| 251 | ? | F. 2950 | F. 3080 | excentrique | excentrique | id. | id. | 130 | |
| 363 | 9me m. | G. 3270 | G. 2150 | centrale | centrale | id. | id. | 1120 | |
| 1089 | 8me m. | F. 2000 | F. 2310 | marginale | marginale | abondante | abondante | 310 | |
| 1498 | près du terme | F. 2475 | G. 1980 | excentrique | excentrique | normale | normale | 495 | |
| 2047 | à terme | G. 2900 | F. 2050 | excentrique | centrale | id. | id. | 850 | |
| 2250 | 9me m. | G. 3050 | F. 3150 | excentrique | excentrique | id. | id. | 100 | |

## Placentas uniques (*Suite*).



| NUMÉROS | TERME | SEXE ET POIDS du PREMIER | SEXE ET POIDS du DEUXIÈME | INSERTION du 1er CORDON | INSERTION du 2e CORDON | QUANTITÉ de Liquide du 1er | QUANTITÉ de Liquide du 2e | DIFFÉRENCE DE POIDS | OBSERVATIONS |
|---|---|---|---|---|---|---|---|---|---|
| | | | | **Année 1897** | | | | | |
| 34 | 9me m. | F. 2480 | G. 2110 | excentrique | excentrique | ? | ? | 370 gr. | |
| 102 | 9me m. | G. 2850 | F. 2200 | excentrique | vélamenteuse | normale | normale | 650 | |
| 129 | près du terme | F. 2650 | F. 2650 | excentrique | excentrique | id. | id. | 0 | |
| 240 | à terme | F. 2350 | F. 2500 | marginale | marginale | id. | id. | 150 | |
| 503 | 9me m. | F. 2210 | F. 2350 | marginale | marginale | id. | id. | 140 | |
| 689 | 8me m. | F. 1950 | F. 2120 | marginale | excentrique | id. | abondante | 170 | |
| 836 | 8me m. | F. 1820 | F. 1670 | marginale | marginale | id. | normale | 150 | |
| 987 | 8 m. | F. 2320 | G. 2600 | excentrique | marginale | id. | id. | 280 | |
| 1650 | à terme | G. 2600 | G. 2500 | excentrique | excentrique | id. | id. | 100 | |
| 1696 | 8me m. | G. 2150 | G. 1980 | excentrique | excentrique | id. | id. | 170 | Circulation commune. |
| 1782 | 7 m. 1/2 | F. 2700 | momifié, env. 5 m. | excentrique | ? | id. | ? | » | Fœtus momifié dans les membranes. |
| 1915 | 8 m. 1/2 | G. 2250 | G. 2100 | centrale | marginale | id. | normale | 150 | |
| 1961 | à terme | G. 2490 | G. 2350 | excentrique | excentrique | id. | id. | 140 | |
| 2243 | 9me m. | G. 1680 | F. 2030 | presque centrale | excentrique | id. | id. | 350 | |
| | | | | **Année 1898** | | | | | |
| 97 | à terme | G. 2200 | F. 2920 | excentrique | excentrique | id. | id. | 720 gr. | |
| 564 | 8me m. | F. 2090 | F. 2140 | excentrique | excentrique | id. | id. | 50 | |
| 867 | 7me m. | F. 1340 | F. 1250 | centrale | centrale | id. | ? | 90 | |
| 887 | 9me m. | G. 1740 | ? 485 macéré | excentrique | excentrique | id. | normale | 1265 | |



| NUMÉROS | TERME | SEXE ET POIDS du PREMIER | SEXE ET POIDS du DEUXIÈME | INSERTION du 1er CORDON | INSERTION du 2e CORDON | QUANTITÉ de Liquide du 1er | QUANTITÉ de Liquide du 2e | DIFFÉRENCE DE POIDS | OBSERVATIONS |
|---|---|---|---|---|---|---|---|---|---|
| 889 | 8me m. | F. 2560 | F. 2350 | excentrique | excentrique | id. | id. | 210 | |
| 998 | 7me m. | G. 1360 | F. 1300 | excentrique | excentrique | id. | id. | 60 | |
| 1017 | ? | F. 1230 | F. 1200 | presque centrale | presque centrale | id. | id. | 30 | |
| 1080 | 8me m. | G. 1420 | G. 1400 | excentrique | marginale | id. | id. | 20 | |
| 1142 | 9me m. | F. 2600 | F. 2450 | excentrique | excentrique | abondante | abondante | 150 | |
| 1320 | 9me m. | F. 2020 | F. 2300 | à 1 cent. du bord | à 4 cent. du bord | normale | normale | 280 | Œuf unique. |
| 1334 | à terme | F. 3300 | F. 2540 | excentrique | excentrique | ? | id. | 760 | |
| 1393 | 8me m. | F. 1030 | F. 1170 | excentrique | excentrique | normale | id. | 140 | |
| 1682 | à terme | F. 2530 | F. 1910 | presque centrale | presque centrale | id. | id. | 620 | |
| 1705 | à terme | F. 2380 | F. 2520 | excentrique | excentrique | id. | id. | 140 | |
| 1872 | à terme | G. 3100 | G. 2950 | près de la cloison | près du bord supr | id. | id. | 150 | |
| 1893 | 9me m. | F. 2250 | F. 2250 | près du bord supr | près du bord supr | id. | id. | 0 | |
| | | | | **Année 1899** | | | | | |
| 138 | 8me m. | G. 1710 | G. 2010 | vélamenteuse | excentrique | normale | normale | 300 gr. | |
| 155 | 9me m. | G. 2690 | G. 3020 | excentrique | excentrique | id. | id. | 330 | |
| 686 | 7me m. | F. 1150 | F. 890 | excentrique | vélamenteuse | 3100 gr. | id. | 260 | |
| 1322 | 9me m. | F. 1780 | F. 1850 | presque centrale | presque centrale | normale | id. | 70 | |
| 1678 | 7me m. | G. 1550 | G. 1360 macéré | en raquette | en raquette | abondante | id. | 190 | |
| 1788 | 9me m. | F. 2020 | G. 2530 | excentrique | excentrique | normale | id. | 510 | |
| 1975 | 9me m. | G. 1760 | F. 2180 | près de la cloison | près de la cloison | id. | id. | 420 | |
| | | | | **Année 1900** | | | | | |
| 29 | 9me m. | G. 3020 | G. 2230 | presque centrale | en raquette | normale | normale | 790 gr. | |
| 66 | 9me m. | F. 1800 | F. 1700 | centrale | excentrique | id. | id. | 100 | |
| 590 | à terme | F. 2270 | F. 2320 | en raquette | marginale | id. | id. | 50 | |
| 1884 | 9me m. | F. 2950 | F. 2250 | presque centrale | presque centrale | id. | id. | 700 | |

**Placenta unique** (*Suite*)

| NUMÉROS | TERME | SEXE ET POIDS du PREMIER | SEXE ET POIDS du DEUXIÈME | INSERTION du 1er CORDON | INSERTION du 2e CORDON | QUANTITÉ de Liquide du 1er | QUANTITÉ de Liquide du 2e | DIFFÉRENCE DE POIDS | OBSERVATIONS |
|---|---|---|---|---|---|---|---|---|---|
| | | | | **Année 1901** | | | | | |
| 67 | ? | G. 2900 | F. 2290 | centrale | en raquette | id. | id. | 610 gr. | |
| 681 | 8 m. | F. 1900 | F. 1720 | centrale | excentrique | id. | id. | 180 | Communication. |
| 777 | 9me m. | F. 2520 | F. 2420 | excentrique | presque centrale | id. | id. | 100 | |
| 1221 | 7me m. | F. 1220 | F. 1350 | excentrique | excentrique | abondante | abondante | 120 | |
| 1396 | 9me m. | G. 2000 | G. 2150 | marginale | vélamenteuse | normale | normale | 150 | Hydramnios du 2e œuf. |
| 1483 | 7 m. | F. 1550 | F. 1740 | marginale | excentrique | ? | id. | 190 | |
| 1620 | 7me m. | F. 1400 | G. 1600 | excentrique | excentrique | id. | abondant | 200 | |
| 1696 | 9me m. | G. 2300 | G. 1850 | marginale | vélamenteuse | ? | ? | 450 | |
| 1832 | 8 m. 1/2 | F. 2520 | G. 2350 | excentrique | presque centrale | normale | normale | 170 | |
| 1918 | à terme | G. 2950 | G. 3510 | marginale | excentrique | id. | id. | 560 | |
| | | | | **Année 1902** | | | | | |
| 690 | à terme | F. 3080 | F. 1500 (mort) | presque centrale | vélamenteuse | normale | id. | 1580 gr. | |
| 806 | 9me m. | F. 2400 | G. 2520 | centrale | centrale | id. | id. | 120 | |
| 1096 | 9me m. | G. 2830 | G. 3240 | excentrique | excentrique | ? | id. | 390 | Communication. |
| 1173 | 7 m. | F. 1420 | F. 1410 | excentrique | presque centrale | normale | id. | 10 | |
| 1234 | 8 m. 1/2 | G. 2620 | G. 3130 | en raquette | excentrique | id. | id. | 510 | |
| 1420 | à terme | F. 2370 | F. 2420 | excentrique | en raquette | id. | id. | 50 | |



| | | | | | | | | | |
|---|---|---|---|---|---|---|---|---|---|
| 1533 | 9me m. | G. 2800 | G. 2320 | vélamenteuse | vélamenteuse | id. | id. | 480 | |
| 1731 | 7me m. | G. 1800 | G. 1950 | excentrique | excentrique | id. | id. | 150 | |
| 1802 | 8me m. | F. 2070 | F. 2750 | près de la cloison | centrale | id. | id. | 680 | |
| 1927 | 9me m. | G. 2240 | G. 2230 | centrale | centrale | id. | id. | 10 | |
| | | | | **Année 1903** | | | | | |
| 64 | 9me m. | F. 2050 | G. 2550 | centrale | centrale | ? | ? | 500 gr. | |
| 197 | 9me m. | F. 1950 | ? 2030 | excentrique | centrale | ? | ? | 80 | |
| 419 | 8 m. | G. 2200 | F. 1990 | excentrique | excentrique | normale | normale | 210 | |
| 1039 | 7 m. 1/2 | G. 1400 | G. 1100 | excentrique | excentrique | id. | id. | 300 | |
| 1042 | 7me m. | G. 1080 | G. 1380 | marginale | centrale | id. | id. | 300 | |
| 1201 | 8 m. 1/2 | G. 2060 | G. 1930 | excentrique | en raquette | id. | id. | 130 | |
| 1237 | 8 m. | F. 1350 | F. 1540 | centrale | centrale | id. | » | 190 | Communication. |
| 1244 | 9me m. | G. 2130 | G. 2020 | excentrique | excentrique | id. | id. | 490 | |
| 1252 | 8me m. | F. 1600 | F. 1520 | marginale | marginale | ? | ? | 80 | |
| 1337 | 9me m. | F. 2640 | F. 2830 | vélamenteuse | excentrique | normale | normale | 190 | |
| 1373 | 8 m. | F. 550 | F. 1810 | vélamenteuse | presque centrale | id. | abondante | 1260 | Communication. |

Quant à l'autre (2071 de 1896) le fœtus dont le cordon est inséré normalement, est mort et macéré et pèse 600 gr.

Dans treize cas nous avons rencontré une insertion *marginale* pour l'un des placentas et *normale* pour l'autre (Voir observations 4 et 431 de 1890 ; 468, 517, 547, 655 de 1891 ; 1343, 1649 de 1893 ; 415, 1446 et 1978 de 1894 ; 495 de 1895 ; et 1453 de 1902).

Dans quatre seulement le poids du jumeau correspondant à l'insertion marginale est supérieur à celui de l'autre. De ces quatre, deux doivent être signalés à part, comme offrant un peu matière à discussion : ce sont les observations 4 de 1890, dans laquelle le jumeau correspondant à l'insertion vicieuse et plus lourd de 200 gr. es mort-né, et 468 de 1891 : la femme étant albuminurique, les lésions placentaires ont pu modifier l'évolution normale des jumeaux.

Enfin, dans six cas, une des insertions était *en raquette* (Observations 269 de 1890 ; 989 de 1891 ; 1273 de 1898 ; 758 et 1713 de 1900 ; 25 de 1901).

Quatre offrent un poids supérieur pour le jumeau à insertion en raquette ; un de ces cas toutefois (989 de 1891) présente ceci de particulier que les deux placentas ont une *coloration différente.*

Voyons maintenant les résultats que vont nous fournir les insertions vicieuses du cordon dans les cas de *placenta unique.*

Prenons d'abord les insertions *vélamenteuses*, nous en avons rencontré 15 cas : (Observations 880 de 1890 ; 150 de 1891 ; 220 de 1892 ; 1269, 1735 et 1747 de 1895 ; 82 de 1896 ; 102 de 1897 ; 138 et 686 de 1899 ; 1396 et 1696 de 1901 ; 690 de 1902 ; 1337 et 1373 de 1903).

Dans 14 de ces cas, nous avons trouvé un développement moindre pour le fœtus dont le cordon était inséré sur les membranes :

Dans l'observation 880 de 1890, ce fœtus était macéré ; de même dans l'observation 1735 de 1895 et il y avait en plus de l'hydramnios. Dans 1747 de 1895, tous les deux étaient macérés ; néanmoins, le macéré à insertion vélamenteuse pesait 180 gr. de moins que l'autre.

Dans l'observation 690 de 1902, le fœtus à insertion vicieuse était mort, mais non macéré et pesait 1580 gr. de moins que son jumeau.

Dans 1373 de 1903, il y avait communication entre les deux circulations et la différence était de 1260 gr.

Dans une seule observation (n° 1396 de 1901), le fœtus dont le cordon est inséré vicieusement est le plus gros ; la différence est de 150 gr. Cet œuf contenait d'ailleurs une quantité exagérée de liquide.

Passons maintenant aux *insertions marginales* : Dans 17 cas nous avons rencontré une insertion marginale d'un des cordons à côté d'une insertion normale de l'autre : Observat. 1009 de 1891 ; 475 et 1260 de 1892 ; 50, 657, 748, 1454 de 1893 ; 2096 de 1894 ; 126 et 713 de 1895 ; 689, 987, et 1915 de 1897 ; 1080 de 1898 ; 1483 et 1918 de 1901 ; 1042 de 1903).

Dans 14 de ces cas nous avons trouvé une différence de poids au bénéfice du fœtus correspondant à l'insertion normale. A signaler en passant que dans l'un d'eux (657 de 1893) qui présente une différence de 450 gr. l'injection du placenta a montré qu'il y avait communication.

Quant aux trois cas dans lesquels l'insertion vicieuse

correspond au plus gros jumeau, ce sont : l'observation 748 de 1893 avec une différence de 450 gr. (Le placenta a été injecté, il n'y avait pas communication) ; l'observation 126 de 1895 avec une différence de 330 gr. (à noter que les deux territoires placentaires avaient une coloration différente ; enfin 987 de 1897 avec une différence de 280 gr.)

Pour terminer, voyons les insertions *en raquette*. Nous en avons relevé six :

(Observat. 29 de 1900 ; 67 de 1901 ; 1234 et 1420 de 1902 ; 1201 de 1903).

Dans une seule observation 1420 de 1902, le poids du fœtus correspondant à l'insertion vicieuse est plus élevé ; cette différence d'ailleurs est assez peu sensible puisqu'elle n'est que de 50 gr.

Dans les 5 autres cas, on trouve une différence de 130, 510, 610 et 790 au profit du jumeau dont le cordon s'insère normalement.

---

# CONCLUSIONS.

Les résultats fournis par l'étude de ce que nous avons appelé les insertions vicieuses du cordon dans la grossesse gémellaire semblent confirmer en grande partie les idées de M. le P$^{r}$ Pinard.

Si, dans les cas de placenta double l'influence, du mode d'insertion des cordons sur le développement des jumeaux semble avoir moins d'importance, ainsi que le prouvent nos chiffres, néanmoins, elle ne nous paraît pas négligeable.

Quant au mode d'insertion dans les cas de placenta unique, nous croyons être en droit d'affirmer, chiffres en main, que son influence est indéniable. Quelques cas échappent à la loi générale, mais peut être une étude plus approfondie de chacun d'eux aurait-elle permis de leur trouver une explication.

D'ailleurs, nous n'avons pas la prétention de vous présenter là une règle sans exception, nous dirons seulement que dans la grande majorité des cas de grossesse gémellaire l'insertion vicieuse d'un des cordons compromet le développement du fœtus correspondant à ce cordon.

## TABLE DES MATIÈRES.

Paris. — Imprimerie de l'Institut de Bibliographie. — XI-1903.

www.ingramcontent.com/pod-product-compliance
Ingram Content Group UK Ltd.
Pitfield, Milton Keynes, MK11 3LW, UK
UKHW020951220726
13924UKWH00002B/623